DIALOGUE

ENTRE

UN MÉDECIN

ET

UN HOMME DU MONDE.

Le Lecteur ne devra pas s'étonner de la franchise parfois indiscrète de notre Docteur, s'il veut bien se figurer, en lisant cette conversation, que nous l'avons recueillie dans un salon, à la suite d'un dîner.

DIALOGUE

ENTRE

UN MÉDECIN

ET

UN HOMME DU MONDE.

Par A. C. et A. L. C.

Nourri dans le sérail, j'en connais les détours.
Racine, *trag. de* Bajazet.

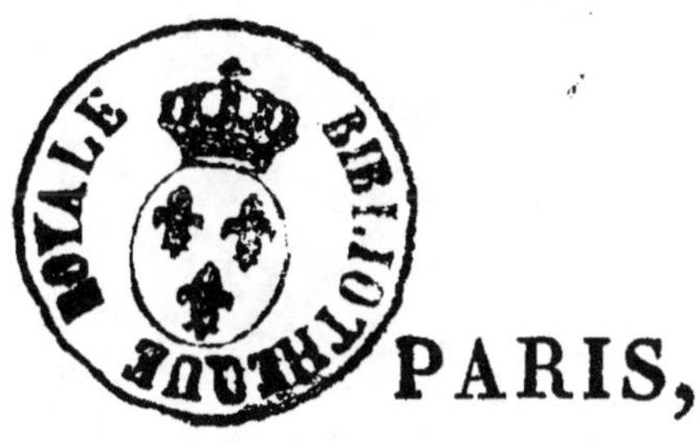

PARIS,

CHEZ LES MARCHANDS DE NOUVEAUTÉS.

1824.

DIALOGUE

ENTRE

LE DOCTEUR *X*..... et M. DE *B*.....

———

M. de *B*. Duclos disait : Parlons de l'éléphant, c'est la seule bête, un peu considérable dont on puisse parler maintenant sans danger. Eh bien ! docteur, je vous dirai, parlons médecine. La science s'enrichit donc chaque jour ?

Le docteur X. Vérité de fait, vérité incontestable : depuis Hippocrate, la science a fait des progrès incalculables, mais de nos jours surtout, elle est arrivée à un point de perfection qui la rend en tout analogue aux sciences exactes.

M. de B. Il y a trois ou quatre cents ans qu'on nous dit cela. En quoi consiste cette perfection ? Une maladie étant donnée, pouvez-vous, dès le début, en calculer la durée d'une manière mathématique ?

Le docteur X. Pas précisément ; mais nous pouvons dire qu'elle se terminera de quinze jours à un mois, deux mois....

M. de B. Six mois, un an.

Le docteur X. C'est selon.... quelquefois.... cela dépend de la nature de la maladie, de l'idiosyncrasie du sujet, de la constitution individuelle, atmosphérique.... de la cachexie....

M. de B. Docteur, quelle latitude vous vous donnez : idiosyncrasie, cachexie, ce sont des mots magiques avec lesquels vous éludez nos questions, et qui ne servent qu'à vous faire gagner du temps. Mais pourriez-vous dire que tel malade guérira ou succombera ?

Le docteur X. D'abord nous attendons pour décider cela d'une manière positive....

M. de B. L'événement.

Le docteur X. L'événement... non. *Morborum non omninò tutæ sunt prædictiones*, a dit Hippocrate, et avant de prononcer, il faut bien attendre pour voir ce que fera la nature.

M. de B. Le corps humain est un champ clos alors où la nature et le mal sont aux prises. Mais que fait-elle donc cette nature ? Je croyais bonnement que l'on devait tout attendre des remèdes.

Le docteur X. Nous devons beaucoup attendre de la nature, et nous ne faisons que l'aider par les moyens que nous employons.

M. de B. Ne la contrariez-vous pas quelquefois ?

Le docteur X. Jamais volontairement et avec

préméditation, parce qu'auparavant nous explorons, nous sondons le terrain, nous envoyons notre émissaire, l'émétique..., et la maladie se déclare.

M. de B. Vous traitez donc les maladies sans les connaître, puisque vous médicamentez vos malades avant de savoir ce qu'ils ont?

Le docteur X. Attendez, pour que vous me compreniez, il faut que vous sachiez une chose. Nous avons deux principales méthodes de traiter les maladies : la première se nomme expectante, la seconde perturbatrice.

Lorsque nous sommes appelés auprès d'un malade, et que la maladie n'est pas suffisamment caractérisée, nous attendons, et nous prescrivons des tisanes c'est la méthode expectante ; mais si, au bout de huit jours, par exemple, la maladie ne se décèle pas, il faut ne plus perdre un temps précieux et agir vigoureusement. Emétiques, saignées, purgatifs, vésicatoires, rubéfiants, escharrotiques, etc., c'est la méthode perturbatrice.

M. de B. Et si, malgré cela, la maladie ne se déclare pas?

Le docteur X. Oh! alors elle est déclarée rebelle, maligne, pernicieuse....

M. de B. Et abandonnée comme telle à la nature.

Le docteur X. Vous vous trompez, nous ne lâchons pas prise si vite, et nous ne nous laissons pas décourager par l'insuccès des premiers essais.

M. *de B*. Ne poursuivez-vous pas souvent une chimère? Et que deviennent les patients que vous traitez ainsi?

Le docteur X. De deux choses l'une, ou ils meurent, ou ils guérissent.

M. *de B*. Cela est évident, vous tuez le malade ou la maladie; s'il guérit, c'est un fleuron de plus à votre couronne. Mais s'il meurt?

Le docteur X. S'il meurt, c'est que la maladie était mortelle; d'ailleurs, il nous reste l'ouverture du cadavre qui vient lever tous les doutes.

M. *de B*. Monsieur *le mort, laissez-vous faire, on vous en donnera de toutes les façons;* mais parlons raison. Si dans un cas vous vous attribuez l'honneur de la guérison, je ne vois pas pourquoi dans l'autre vous ne vous attriburiez pas l'insuccès, or, si l'insuccès est la mort, j'en conclus que vous avez tué votre malade.

Le docteur X. Vous faites-là, monsieur, une bien mauvaise application de la logique.

M. *de B*. Vous autres médecins, vous avez une logique commode. Parlez franchement, docteur, ne vous êtes vous pas trompé quelquefois?

Le docteur X. Errare humanum est.

M. *de B.* Oui, et c'est comme en politique :

« *Quidquid delirant Reges pelectuntur Achivi.* »

Le docteur X. Votre citation est applicable aux geus à systèmes.

M. *de B.* Vous aurez donc toujours des systèmes en médecine ?

Le docteur X. Chaque âge a eu le sien.

M. *de B.* Comment un système a-t-il pu être bon autrefois, et ne valoir rien maintenant ?

Le docteur X. Je vais vous l'expliquer. Ici tout est relatif : la médecine des anciens ne conviendrait plus, et en voici le motif, c'est qu'avec le temps l'homme change, c'est-à-dire, que la constitution atmosphérique changeant, la constitution humaine change avec elle.

M. *de B.* Ainsi, les hommes d'à présent ne sont donc plus constitués comme ils l'étaient il y a cent ans ? Docteur, cette assertion est un peu hasardée, vous voulez peut-être dire que quelques coutumes ont changé dans la manière de se loger, se vêtir, se nourrir, et que ces trois choses ont eu une grande influence sur la santé.

Le docteur X. Non, ce n'est point cela précisément, et afin de vous mieux faire concevoir mon idée, je vous dirai qu'en 1600, par exemple, la constitution était pituiteuse, qu'en 1700 elle était bilieuse, et qu'en 1800 elle est devenue sanguine.

M. *de B.* Je commence à vous comprendre, vous voulez dire qu'en 1600 les médecins évacuaient la pituite, qu'en 1700 ils évacuaient la bile, et que maintenant ils évacuent le sang.

Le docteur X. Justement.

M. *de B.* Mais, docteur, cela ne lève point la difficulté, de ce qu'à telle ou telle autre époque vous avez purgé, fait vomir ou saigné : faut-il en conclure que les maladies comportaient alors ces diverses modifications de traitement ?

Le docteur X. Monsieur, je ne prétends point vous convaincre, mais *ce qui est, est*, et on ne peut nier l'évidence.

M *de B.* Eh bien ! docteur, passons à un autre objet. Vous convenez que tout a changé en médecine, et en effet, il me semble qu'il s'y est opéré une révolution bien bizarre. Vous m'avez parlé tout-à-l'heure d'émétique. Autrefois on le donnait à la dose de quelques grains, et si, alors, un homme s'était avisé d'en prendre au-delà de dix, la Faculté avait décrété que c'était cas d'empoisonnement ; maintenant que vous en donnez jusqu'à soixante-douze grains en une seule fois, comment se fait-il que vous n'empoisonniez pas vos malades ?

Le docteur X. C'est qu'autrefois on ne donnait l'émétique que pour faire vomir, maintenant on le donne dans une autre intention, et depuis lors, nos estomacs ont acquis pour ce remède une *tolérance* qu'ils n'avaient point.

M. *de* B. Ainsi, ce qui était autrefois n'est plus maintenant, par la raison que vous avez changé d'intention. A merveille. Dites-moi jusqu'où s'étend la tolérance qu'il vous a plu de réléguer dans l'estomac?

Le docteur X. On ne peut pas toujours répondre des effets de l'émétique à hautes doses, et nous en avons vu des résultats fâcheux. C'est ainsi que le docteur L...... traitant d'une fluxion de poitrine un jeune confrère, au lieu de tirer du sang, méthode sage et rationelle, consacrée depuis Hippocrate par des succès sans nombre, lui donna l'émétique, et mort s'en suivit. Entre nous, vous avez pu entendre parler aussi de plaintes portées par plusieurs familles sur la mort de leurs enfans, auxquels on avait donné l'émétique. Une fois même il était question d'un procès, mais grâces à l'influence des praticiens *émétiseurs*, tout cela s'est assoupi. J'ai été moi-même appelé pour donner des secours à plusieurs malades qui se trouvaient mal de l'administration de l'émétique : aussi n'adoptai-je point les idées que certains médecins proclament sur ses vertus.

Quelqu'ultramontaine que soit l'origine de cette méthode gratifiée de l'épithète de *contre-stimulante*, j'ose prédire que maintenant elle n'ira pas bien loin.

M. *de B*. Docteur, vous venez de prononcer un mot que je ne comprends pas ; que veut dire *contre-stimulant*?

Le docteur X. Cela serait un peu long à vous expliquer, d'autant plus qu'on n'est pas d'accord.

M. *de B*. N'avez-vous pas, en médecine, des médicamens que vous nommez héroïques?

Le docteur X. Oui, et justement l'émétique dont nous venons de parler en est un, mais nous en avons bien d'autres Nous coupons les fièvres intermittentes avec l'arsénic : ce moyen est proconisé par un professeur de Strasbourg.

M. *de B*. Mais, docteur, il me semble avoir lu qu'en Angleterre, le gouvernement avait été tellement convaincu des mauvais effets de ce remède qu'il en avait prohibé l'emploi ; et, en effet, je vous avouerai qu'il me semble assez singulier que, pour nous couper la fièvre, on nous donne de la mort aux rats.

Le docteur X. Oh! il ne faut pas juger des effets que doit produire un médicament sur l'homme, par les accidens qu'il détermine chez les animaux ; c'est ainsi que, pour guérir les paralysies, nous donnons la noix vomique, et cependant la noix vomique tue les chiens.

M. de B. Mais, au moins, avec votre noix vomique, guérissez-vous vos malades ?

Le docteur X. Il y a encore à ce sujet bien des choses à dire : par exemple, comment voulez-vous qu'on guérisse une paralysie accasionnée par un caillot de sang formé dans la substance du cerveau dont il a envahi ou détruit une partie? On ne pourrait guérir, dans ce cas, qu'en faisant renaître la portion cérébrale détruite ; or, cela est impossible.

M. de B. Donc alors la noix vomique est inutile : je lui passe encore son inutilité, n'est-elle pas nuisible aussi, et n'en a-t-on pas vu des accidens?

Le docteur X. Sans contredit, on a vu des résultats funestes de l'administration de la noix vomique, mais les malades n'en meurent pas toujours, et lorsque nous sommes appelés à temps, nous avons des contre-poisons : le vinaigre.

M. de B. Quoi ! vous donnez la noix vomique, et c'est un poison ?

Le docteur X. Oui, certainement. Et puis, vous n'y êtes pas encore, nous avons des médicamens bien plus énergiques; tenez... l'acide prussique. Eh bien, l'acide prussique, est un poison dont il ne faut que trois ou quatre gouttes pour tuer sur-le-champ un animal six fois plus gros que l'homme, un cheval, un bœuf.

M. de B. Comment, vous osez....

Le docteur X. A vous parler franchement, je me garde d'employer ce moyen, et je le laisse aux infatigables expérimentateurs qui veulent devenir les auxiliaires de M. Heller. Lisez plutôt sa brochure, vous y verrez qu'*il n'a point été effrayé des effets terribles qu'il peut produire ; car il le manie avec une extrême hardiesse.* Il l'a prodigué dans les maladies qui ont le moins d'analogie entre elles : phthisie, pneumonie, pleurésie, asthme, coqueluche, anévrismes, épilepsie, hystérie, tout a subi cette périlleuse nécessité, il le propose pour le tétanos, la rage, etc. Ne vous arrêtez pas en si beau chemin, M. Heller, il vous reste encore à exploiter, la goutte, le rhumatisme, le scorbut, les paralysies, les scrophules, le cancer, la vérole. Dans votre saint enthousiasme, faites-le entrer dans le domaine de la pathologie chirurgicale, alors votre nom deviendra immortel et sera digne de figurer à côté de celui du frère Cyriaco (1).

M. de B. Docteur, vous vous émouvez la

---

(1) Moine espagnol, curé d'Agagna (île de Guham), aux Marriannes, qui exerce la double profession de prêtre et médecin, et ne connaît d'autre remède que la crême de tartre, avec laquelle il guérit les cécités, les fractures, etc. (Arago, *Voyage autour du Monde*, t. 2.)

bile ;... ce sont là sans doute les seuls poisons que l'on emploie.

Le docteur X. Oui, avec vingt autres : l'acétate de morphine, le muriate d'or, le sublimé corrosif, le muriate de baryte, le phosphore, le nitrate d'argent, l'iode, etc.

M. de B. Le phosphore ! Mais vous ne craignez donc pas d'allumer le feu Grégeois dans le ventre de vos malades ?

Le docteur X. Non, nous prenons nos mesures.

M. de B. Qu'est-ce que c'est que le nitrate d'argent ?

Le docteur X. C'est la pierre infernale que nous donnons aux épileptiques....

M. de B. Ciel ! vous les brûlez tous vifs !

Le docteur X. Non, cela ne fait autre chose que leur noircir la peau, de sorte qu'en les voyant, chacun se demande si ce ne seraient pas des naturels de Java, de la Cochinchine ou du Japon.

M. de B. Cela est sans doute un accident passager et une chance de plus pour la guérison.

Le docteur X. Du tout, ils restent épileptiques et noirs pour toute leur vie.

M. de B. L'iode fait du bruit, sa réputation est arrivée jusque dans nos salons, il est de mode, il doit guérir.

Le docteur X. Oui, c'est un nouveau remède, on n'est pas encore bien sûr qu'il guérisse ; mais en revanche, nous savons qu'il produit des ulcères à la gorge, et, qui plus est, nous lui devons une nouvelle fièvre, la fièvre iodique.

M. de B. Docteur, vous n'êtes pas au niveau des connaissances, il n'y a plus de fièvre maintenant. Une fièvre. Vous ne lisez donc pas les ouvrages nouveaux, les bons ouvrages ?

Le docteur X. Plaisanterie que tout cela, dispute de mots.

M. de B. Il est bien singulier qu'en médecine le mot *héroïque* soit devenu synonyme de *poison*. Mais tous ces fameux remèdes sont-ils approuvés par l'Académie de médecine?

Le docteur X. Certainement, et, qui plus est, prônés et employés par les académiciens eux-mêmes.

M. de B. Parlons un peu de l'Académie. Vous en êtes ?

Le docteur X. De la fondation.

M. de B. On exige des titres, des preuves authentiques de mérite ; vous, vous aviez du bien au soleil ?

Le docteur X. Oui : une observation sur une vieille femme morte hydropique. Et puis j'avais fait dans le temps un mémoire sur les rapports de la mécanique avec la physiologie ; mémoire dans lequel j'ai démontré par le calcul que la force nécessaire à l'anus du paon pour faire faire la roue à sa queue, était égale à celle que l'on devrait employer pour soulever un poids de cinq cents livres ; ce travail a fait du bruit.... Chut ! j'en ai moi-même rendu compte dans les journaux.

M. de B. **V**ous avez dû faire des expériences bien intéressantes. Mais revenons à l'Académie. Savez-vous que dans le monde on ne l'épargne guères ? On dit que vous n'êtes pas d'accord, que l'esprit de politique a détrôné l'esprit des sciences, que l'union règne ailleurs que parmi les membres, que les fils, neveux, gendres d'académiciens sont membres-nés de cette société, que dans vos séances, si vous vous occupiez un peu de médecine, vous parleriez de tout, que vous vous êtes laissé imposer un secrétaire perpétuel, le médecin qui sache le mieux parler physiologie devant les gens du monde, un véritable médecin diplomate qui, lorsqu'il était censeur, s'occupait beaucoup de littérature, et des gens de lettres, que......

Le docteur X. **V**ous savez aussi comme on est injuste dans le monde : c'est bien à tort qu'on parle de notre académie, elle ne fait rien pour cela, je vous assure. Notre secrétaire perpétuel est un homme rempli d'urbanité ; c'est le médecin le plus en état de nous représenter auprès des ministres, par ses formes gracieuses, son élocution facile, ses manières....

M. de B. De courtisan.

Le docteur X. Que voulez-vous ? il est un peu l'ami de tout le monde. Si nous ne voulons pas rester à l'écart, il faut pourtant bien que nous ayons des communications avec le ministère, et comme cela, nous sommes tout naturellement en rapport avec les hommes d'état, avec la société des bonnes lettres.

M. de B. C'est une autre affaire. Moi, je croyais que vous vous occupiez exclusivement de sciences.

Le docteur X. C'est bien là le but de la fondation de l'Académie. Mais, voyez-vous, nous ne sommes pas encore bien installés. Trois ans ne suffisent pas pour cela. Il fallait bien nous occuper de compléter le nombre des titulaires, puis nommer nos honoraires, nos adjoints, nos associés, nos correspondans sédentaires, regnicoles et étrangers.

M. de B. Bénédiction ! quand aurez-vous tout nommé ?

Le docteur X. Cela n'est point encore terminé; mais on s'en occupe tous les jours, et lorsque ce sera fini, notre académie sera composée d'environ trois ou quatre cents membres.

M. *de* **B.** Pas davantage ?

Le docteur X. Seulement.

M. *de* **B.** Docteur, puisque vous voulez bien m'initier à vos mystères, je prendrai la liberté de vous adresser encore quelques questions. Que pensez-vous de ces charlatans qui parcourent la province sous le nom d'oculistes, affichant avec jactance leur succès, et faisant publier jour par jour leur itinéraire dans les feuilles publiques, sans nous faire grâce d'un bourg, d'un hameau... ?

Le docteur X. Et d'un déjeuner chez M. le préfet. Que voulez-vous, on amusera toujours le monde avec des hochets. Le vrai mérite est plus modeste. Nos grands chirurgiens, les Boyer, Dubois, Dupuytren, Roux, rendent tous les jours la vue à des malheureux affectés de cataracte, et ce n'est là qu'une de leurs opérations les plus minimes Mais ces hommes recommandables ont élevé leur renommée autrement que par des manœuvres obliques, et leurs titres à la reconnaissance publique sont fondés sur d'autres bases que les certificats d'un maire ou les articles officieux d'un journal salarié.

M. *de* **B.** Il y a aussi des charlatans sédentaires, M. Leroy, par exemple. Vous avez la goutte, me dit un voisin? Le vomi-purgatif. Vous avez la dyssenterie? Le vomi-purgatif, et toujours le vomi-purgatif.

Le docteur X. C'est un remède universel. Des dépôts en sont établis dans les provinces chez des apothicaires, des maîtres de poste, où ils sont placés à côté des grains de santé du docteur Franck, et même les bons habitans de la Guadeloupe et de la Martinique échangent leurs denrées coloniales pour des caisses de vomi-purgatif. Qui, pis est, nos malades se l'administrent eux-mêmes !.....

M. de B. A qui le dites-vous, docteur ? Dans une ville de province, une vieille marquise et son singe avaient gagné la diarrhée pour avoir trop mangé de melon : aussitôt recours à l'inévitable vomi-purgatif : en quelques jours la maladie se juge, et ils meurent tous deux. Pour éterniser cet événement tragique, le singe fut empaillé, tenant d'une main son oraison funèbre, et de l'autre une fiole de vomi-purgatif. Or, je vous le demande, docteur, comment des abus de la sorte ne sont-ils pas prévus par les lois et punis sévèrement ?

Le docteur X. M. Leroy a un diplôme, et un diplôme de Montpellier.

M. de B. Diplôme tant qu'il vous plaira, mais ce n'est point un brevet d'impunité, j'espère.

Le docteur X. Que faudrait-il faire ? Déclamer contre le remède ? C'est l'envie qui les fait crier, dira-t-on, et le vomi-purgatif n'en aura que plus de vogue.

Dévoiler ce trafic honteux à la justice?

M. de B. Le succès n'en serait pas douteux.

Le docteur X. Je n'en répondrais pas. Vous ignorez donc que Cadet de Gassicourt, membre du conseil de salubrité publique, titre qui lui imposait l'obligation d'être à la recherche de tous les pièges tendus à la crédulité du peuple, mu par les sentimens les plus louables de philanthropie, ayant dénoncé dans un journal scientifique l'eau d'un certain M. Mettemberg, fut condamné à la prison comme un vil calomniateur, et cet homme généreux, frappé d'un arrêt regardé comme une injustice criante et le comble de l'ingratitude, fut pris tout-à-coup d'une jaunisse, à la suite de laquelle il ne tarda pas à succomber. Et puis, dénoncez les abus à l'autorité!

M. de B. Par le temps qui court, il en serait bien autrement, croyez-moi. J'ai un de mes amis à l'intérieur, et je sais de science certaine, que le ministre a demandé à l'Académie de médecine un rapport impartial, étayé par de nouvelles expériences, sur les remèdes secrets qui se débitent avec autorisation dans tous les coins de la France.

Le docteur X. C'est terminé. Vous n'avez

donc pas entendu parler de la séance publique et solennelle que l'Académie de médecine a tenue à l'Institut le 6 mai?

M. de B. Non , pas le moins du monde.

Le docteur X. C'est étonnant..... j'y étais. On avait annoncé pour président le ministre de l'intérieur, ce fut M. Portal. La salle n'était pas pleine , les bons acteurs ne jouaient pas. Le secrétaire perpétuel prononça un long discours , remarquable par un débit monotone, le silence religieux qu'il a gardé sur la société de Médecine mère de l'Académie actuelle , par une sortie de rigueur contre la révolution , l'éloge de l'Académie, etc. L'orateur a même trouvé le moyen de ne pas oublier la fièvre jaune ; mais, en parlant des rapports de la médecine avec la philosophie , la morale et la législation, il eut un beau mouvement oratoire, et son discours fut terminé par une brillante péroraison sur la dignité de l'homme et le noble caractère du médecin.

Un autre membre vint ensuite , et lut un discours sur le mutisme : je n'ai rien entendu, si ce n'est une mauvaise plaisanterie de mes voisins, qui prétendirent qu'il ferait la satyre du président.

Enfin , le rapporteur de la commission pour les

remèdes secrets, a exposé le résultat des travaux
de cette commission.

J'oubliais de vous dire que deux grands prix,
consistant en une médaille de mille francs chacun, ont été proposés sur deux questions de
médecine.

M. de B. Ces sujets de travail exigent-ils des
recherches ?

Le docteur X. D'immenses sur l'homme et les
autres animaux.

M. *de* B. Dieu sait alors combien l'on va en
sacrifier ! Mais votre Académie est donc bien
pauvre pour donner des récompenses si peu dignes
du but de son établissement ?

Le docteur X. Que diriez-vous alors de nos prix
de section qui ne sont, je crois, que 5oo francs ?

M. *de* B. Docteur, encore une question, n'êtes-
vous pas médecin d'un hôpital ?

Le docteur X. Non.

M. *de* B. Les médecins des hôpitaux obtiennent
leurs places au concours ?

Le docteur X. Oh ! non : un médecin ne se
présente pas à un concours : pour les chirurgiens,
c'est différent. Ce n'est pas que.......

M. *de* B. Il y a peut-être des exceptions ?

Le docteur X. Certainement. Par exemple,

vous êtes chirurgien en chef d'un hôpital, vous avez votre fils, votre neveu ou votre gendre à placer, voudriez-vous leur faire subir la fatigante et chanceuse épreuve d'un concours? Il y a, dit Labruyère, pour arriver aux dignités, ce qu'on appelle la grande voie ou le chemin battu ; il y a le chemin détourné ou de traverse, qui est plus court. Vous vous rappelez avoir traité quelque grand personnage d'une maladie anti-sociale ; vous voyez Monseigneur, vous réclamez son appui, une ordonnance paraît, et tout va le mieux du monde. Tenez, sans sortir du faubourg Saint-Jacques, vous trouverez dans le même hôpital, l'oncle, le neveu, et au moins un gendre, je dis au moins, parce que quelques-uns prétendent qu'il y en a deux. Avouez qu'il est bien agréable de s'entourer ainsi de sa famille.

M. *de* B. Comment, des abus de la sorte !.....

Le docteur X.

> ....*Pictoribus atque Ministris,*
> *Quid libet audendi semper fuit æqua potestas.*

M. *de* B. Mais, pourquoi ne pas laisser aux jeunes gens mériter leurs places comme leurs pères ?

Le docteur X. C'est qu'alors la chance serait bien douteuse : les talens sont-ils héréditaires ?

et chaque jour ne vient-il pas infirmer cette assertion d'Horace :

> *Est in equis patrum*
> *Virtus, nec imbellem feroces*
> *Progenerant aquilœ columbam.*

M. *de* **B.** Prenez garde, docteur, on pourrait
nous entendre, vous attaquez la chambre des
pairs.

Le docteur X. Monsieur, ceci n'a point trait
à la politique.

M. *de* **B.** Dites-moi comment se fait la médecine dans les hôpitaux ? Autrefois, à ce que l'on
rapporte, le père Thierry, médecin de l'hôpital
de la Charité, n'avait pas d'autre prescription
que celle-ci : Saignez à droite, purgez à gauche,
et vice versâ pour le lendemain.

Le docteur X. Maintenant c'est un peu changé,
il y a eu des améliorations, cependant il est des
praticiens qui n'ont point encore oublié l'ancien
précepte : *purgare saltem alternis diebus.* D'autres tiennent à avoir un compte rond pour le
nombre de leurs prescriptions ; c'est ainsi que
M. Bosquillon, de sanglante mémoire, après
avoir fini sa visite, demandait : « Combien avons-
« nous de saignées aujourd'hui ? — Vingt-une.

« — Oh ! alors il faut faire les deux douzaines ,
« vous saignerez tel et tels autres malades. »

M. *de* **B.** C'est toujours comme l'a dit Molière :
purgare , saignare , repurgare et resaignare.

Le docteur X. Non, pas précisément , cela est
moins varié, car il faut dire le vrai , la saignée
et les sangsues sont les moyens le plus générale-
ment employés.

M. *de* **B.** Vous suivez sans doute cette nouvelle
méthode de traiter les maladies ?

Le docteur X. Oui , et je m'en trouve bien.

M. *de* **B.** Ce n'est pas le tout , l'humanité y
gagne-t-elle , et la mortalité est - elle moins
grande ?

Le docteur X. Cela ne peut pas être autrement ,
et en consultant......

M. *de* **B.** Arrêtez-là , docteur , je vous tiens.
D'après les calculs d'un médecin , M. Villermé ,
dont l'ouvrage m'est tombé entre les mains , il est
positif qu'à Paris la mortalité a été en croissant
depuis plusieurs années , et ce sont précisément
les années à sangsues et à saignées qui ont donné
le plus de morts. Que doit-on en conclure ?

Le docteur X. Monsieur, vous faites-là un
rapprochement singulier, et il faut qu'il y ait eu
d'autres causes que celle dont vous parlez.

M. *de* **B.** Quelles autres ?

Le docteur X. Qui est-ce qui sait , peut-être l'éclairage par le gaz.......

M. *de* **B.** Croyez-moi , ne touchons plus à cette question. Vous connaissez sans doute l'établissement des Sourds-Muets ?

Le docteur X. Oui : je suis même ami du médecin.

M. *de* **B.** A merveille ; je réclame de vous un service. Il y a dans mon village deux jeunes gens, fils d'un cultivateur honnête , mais pauvre ; nés sourds , ces deux enfans sont muets , peut-être serait-il possible de leur donner l'ouïe et la parole ?

Le docteur X. Oui : cela est très-possible.

M. *de* **B.** Alors je vous les adresserai , et vous les ferez entrer aux Sourds-Muets.

Le docteur X. Cela est encore possible , s'ils peuvent payer d'abord chacun environ 5oo francs , ensuite les honoraires d'un maître , etc. , etc.

M. *de* **B.** Je vous ai dit qu'ils étaient pauvres. Dans ce cas, l'on pourrait peut-être.....

Le docteur X. Monsieur, les réglemens sont formels , et si ces enfans sont pauvres, ils resteront idiots toute leur vie.

M. *de* **B.** Comment, au 19.ᵉ siècle vous faites

si peu de cas de la culture de l'intelligence ! vous ne pensez donc pas comme les philosophes de l'antiquité, Socrate, Aristippe, Cicéron, Senèque, etc. ? Diogène de Cynope, se moquant finement de la bêtise et de la négligeance des Mégariens qui laissaient leurs enfans sans éducation et avaient grand soin de leurs troupeaux, disait : *Malle se Megarensis alicujus arietem esse quàm filium......*

Le docteur X. Il ne faut désespérer de rien : on s'en occupera peut-être, mais maintenant cela est impossible ; il faut élever des statues, soutenir l'opéra, acheter les journaux, nourrir les habitans de la ménagerie royale, donner de quoi vivre aux ministres qui se retirent, etc.

M. *de B*. Mon cher docteur, vous avouerez avec moi que l'on pourrait faire un meilleur usage de l'argent prodigué pour toutes ces superfluités. Que ne l'emploie-t-on à l'éducation des malheureux, et en particulier des Sourds-Muets? car, voyez ce qui se passe. Dernièrement, un jeune sourd-muet fut traduit devant les tribunaux, il était accusé de vol, ce jeune homme n'avait reçu aucune espèce d'éducation, et ne suppléait que très-imparfaitement, par des signes à l'impossibilité de se faire entendre... on l'a renvoyé absous. Je livre à vos réflexions cet exemple, que je choisis parmi une foule d'autres que je pourrais vous citer.....

Le docteur X. Le gouvernement ne peut pas s'occuper de tout ; *de minimis non curat prætor.*

M. *de* **B.** Docteur, un mot de votre école, nous n'en avons encore rien dit, elle est réorganisée ?

Le docteur X. Oui, nous avons perdu les Chaussier, les Dubois, les Vauquelin, les Pelletan, les Desgenettes, les Deyeux, Lallemant, de Jussieu, heureusement leur réputation n'en a pas souffert,

> *Lorsque de toutes parts l'intrigue sollicite,*
> *On peut perdre sa place et garder son mérite.*

M. *de* **B.** On aura sans doute donné un motif plausible à leur exclusion ?

Le docteur X. Leur âge. Quelques-uns sont tuagénaires, et.....

M. *de* **B.** Eh bien ! pour être septuagénaires, MM. de Villèle, Lanjuinais, Talleyrand, Lacépède, Lally-Tolendal, Andrieux, Vaublanc, de Ségur, de la Rochefoucauld, et mille autres que je pourrais citer, n'ont-ils pas conservé toute la jeunesse de la pensée et de l'imagination, et ne donnent-ils pas chaque jour des preuves d'un beau talent à la patrie qu'ils honorent ?

Comment a-t on remplacé ces professeurs distingués ?

Le docteur X. On les a remplacés en mettant des gens à leurs places, mais leurs chaires sont restées vacantes ; *ce sont*, comme le disait St-Bernard, des femmes des croisés, *des veuves dont les maris sont vivans.*

M. *de* B. Savez vous ce que pensent les élèves de la nouvelle organisation ?

Le docteur X. Tout en regrettant la perte qu'ils ont faite, les élèves se consolent de ce que leurs honorables maîtres n'ont pu être destitués de leur génie ; il leur reste d'ailleurs les Boyer, Duméril, Dupuytrin, Marjolin, Béclard, etc. ; mais ce contre quoi ils se récrient justement, est un abus que je suis étonné de voir encore subsister. Voici quelle est la matière de cet abus : la Faculté de médecine s'est choisie ou a adopté un imprimeur, c'est M. Didot jeune. Eh bien! lorsqu'un candidat veut faire imprimer sa thèse, on ne lui laisse point de choix, il faut absolument qu'il ait affaire à M. Didot, qui le rançonne avec approbation et privilége de la Faculté.

M. *de* B. Docteur, encore une question, et ce sera la dernière : que fait-on de l'Hôtel-Dieu, ce vaste bâtiment à cheval sur un bras de la Seine, sentine où viennent se dégorger les cloaques infects des quartiers les plus sales de Paris, situé dans l'endroit le plus malsain de la ville, où les malades sont exposés à un air chargé tantôt de vapeurs froides et humides, tantôt d'exhalaisons pestilentielles?

Le docteur X. Depuis long-temps on a proposé d'en changer l'emplacement, et de transporter cet hôpital dans un lieu plus favorablement situé, mais l'argent a manqué pour cette entreprise.

M. *de* **B.** *On en trouve toujours,* a dit Voltaire, *quand il s'agit d'aller faire tuer des hommes sur la frontière, il n'y en a plus quand il s'agit de les sauver.*

FIN.

Imprimerie de F.-P. HARDY, rue St-Denis, N°. 242.